A mi mentora.

APROXIMACIÓN DIAGNÓSTICA A LOS TRASTORNOS PUPILARES

ÍNDICE

1. LA IMPORTANCIA DEL SISTEMA NERVIOSO AUTÓNOMO

2. LA DISAUTONOMÍA; PRINCIPALES SÍNTOMAS Y SIGNOS

3. RECUERDO DE VÍAS NEUROANATÓMICAS

   a. Reflejo fotomotor directo.

   i. Recuerdo seno cavernoso.

   b. Reflejo de acomodación.

4. ENFOQUE CLÍNICO A LA ANISOCORIA

   a. Anamnesis.

   b. ¿Cuál de las dos pupilas es la patológica?

   c. Posibles etiologías

   i. Anisocoria fisiológica.

   ii. Alteraciones estructurales del iris.

iii. **Síndrome de Horner.** *Cuando la pupila pequeña es la patológica.*

iv. **Pupila tónica de Adie.** *Cuando la pupila grande es la patológica.*

v. **Anisocoria farmacológica.**

vi. **Parálisis III par.**

5. **RESUMEN ANOMALÍAS PUPILARES**

6. **TRASTORNOS PUPILARES EN EL COMA**

7. **ALGORITMO DIAGNÓSTICO DEL PACIENTE CON ANISOCORIA**

8. **CONCLUSIONES**

9. **BIBLIOGRAFÍA**

Aproximación diagnóstica a los trastornos pupilares.

> La importancia del **sistema nervioso autónomo (SNA)**

Los trastornos del SNA son importantes por ser a veces la única anomalía detectable en el paciente y porque entrañan en sí mismos morbilidad y mortalidad que se puede reducir con el tratamiento oportuno.

Se organiza en <u>dos sistemas eferentes</u>: el **simpático (SNS)** y el **parasimpático (SNPS)**, las cuáles además poseen conexión a nivel más central (córtex, diencéfalo y troncoencéfalo)

El SNS tiene como neurotransmisor a la **acetilcolina (Ach)**, su receptor es nicotínico y sus órganos dianas son las glándulas sudoríparas, los vasos sanguíneos y el corazón; como sistemas más importantes. En la recepción los neurotransmisores difieren, siendo la Ach (y receptor muscarínico) en el caso de las glándulas sudoríparas, y la <u>**noradrenalina (NA)**</u> (y receptor adrenérgico) en el caso de lo cardiovascular.

Sistema	Ganglios neurotransmisor/receptor	Órganos diana neurotransmisor/receptor
ParaSimpático	Acetilcolina/nicotínico	Glándulas, músculo liso, corazón Ach/muscarínico
Simpático	Acetilcolina/nicotínico	Glándulas sudoríparas Acetilcolina/muscarínico Vasos, corazón Noradrenalina/adrenérgico

> La **disautonomía**. Principales síntomas y signos.

Se resumen a modo de gráfico los principales sistemas implicados.

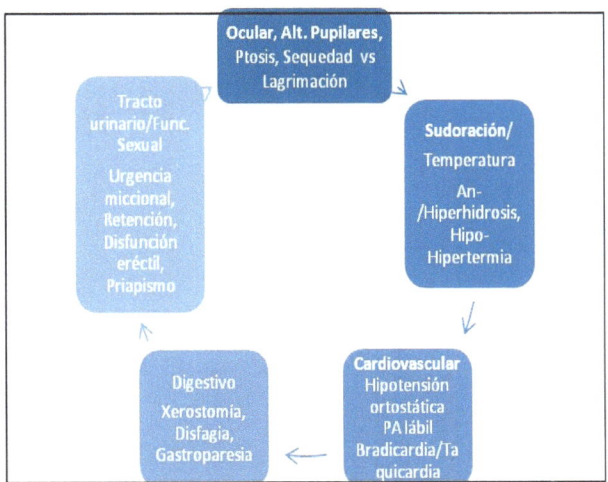

> Recuerdo vías neuroanatómicas.

Reflejo fotomotor directo.

Vía parasimpática.

↪ Vía óptica (sin pasar por cuerpo geniculado lateral)
↪ Área pretectal

↪ N. Edinger-Westphal
Respuesta consensual

↪ Ganglio ciliar (III par)

↪ M. Esfínter del Iris

Vía simpática.

↪ Vía oculosimpática
↪ Hipotálamo
↪ Centro cilioespinal (C8-T2)
  { Plexo braquial
    Ápex pulmonar
↪ Ganglio cervical superior; Art. Carótida int.
  { **Seno Cavernoso**
    N. Oftálmico (V1)
    VI par
↪ M. Dilatador del Iris

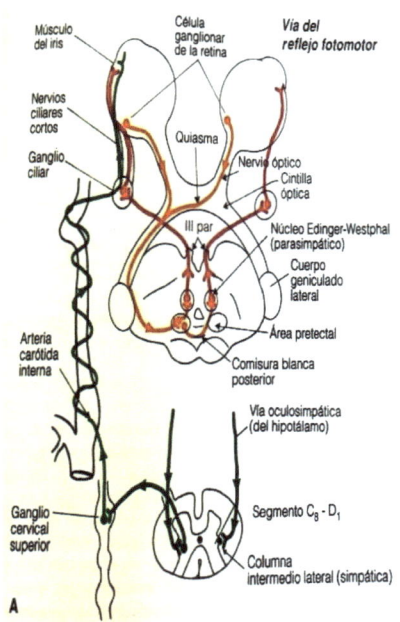

Recuerdo seno cavernoso.

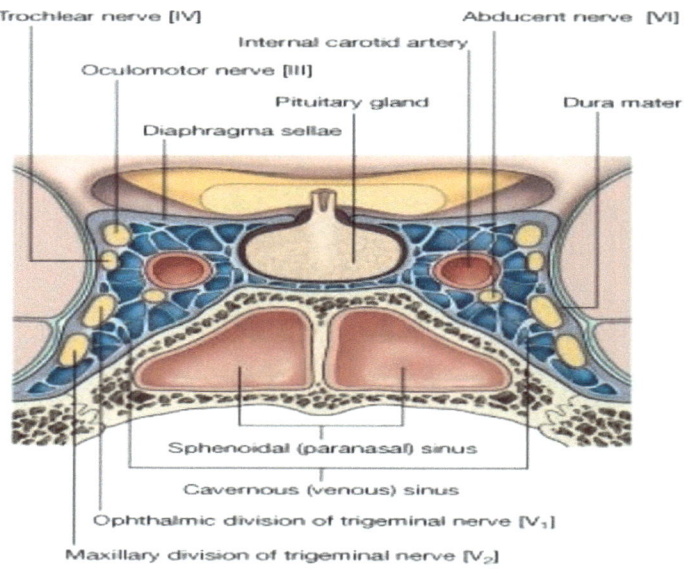

Reflejo de acomodación.

Vía parasimpática.

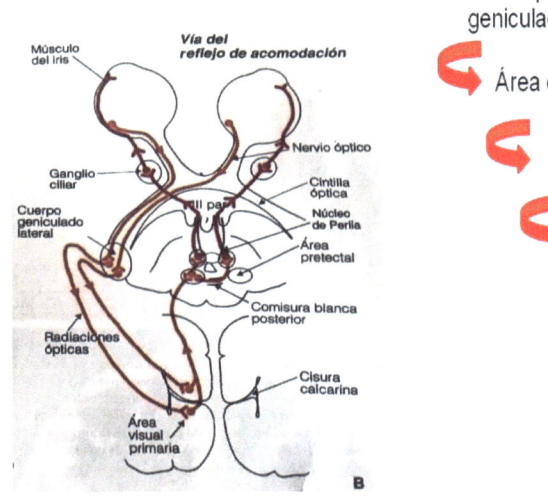

Vía óptica (Pasando por cuerpo geniculado lateral)

↳ Área cortical visual primaria

↳ Área pretectal

↳ N. Edinger-Westphal
Respuesta consensual
+
N. Perlia

↳ Ganglio ciliar (III par)

↳ Músc. del Iris

➢ Enfoque clínico a la **anisocoria**.

Ante un paciente con anisocoria, diferencia tamaño pupilar, **en primer lugar** es necesario realizar una anamnesis completa y exploración física/neurológica prestando especial atención a:

- Antecedentes traumáticos y quirúrgicos
- Revisar fotografías antiguas
- Patología ocular primaria
- Tratamiento habitual; especialmente colirios oculares
- Consumo de tóxicos/drogas
- Búsqueda de síntomas/signos oculares y neurológicos asociados: Diplopia, Ptosis, MOEs alterados, Tonicidad pupilar…

En segundo lugar debemos realizarnos la siguiente cuestión:

¿Cuál de las dos pupilas es la patológica? Eso se sabrá explorando la reactividad pupilar en condiciones de luminosidad y de oscuridad.

Con ello, obtendríamos estas dos premisas:

a) PUPILA PEQUEÑA PATOLÓGICA: ANISOCORIA ↑ EN OSCURIDAD

b) PUPILA GRANDE PATOLÓGICA: ANISOCORIA ↑ EN LUMINOSIDAD

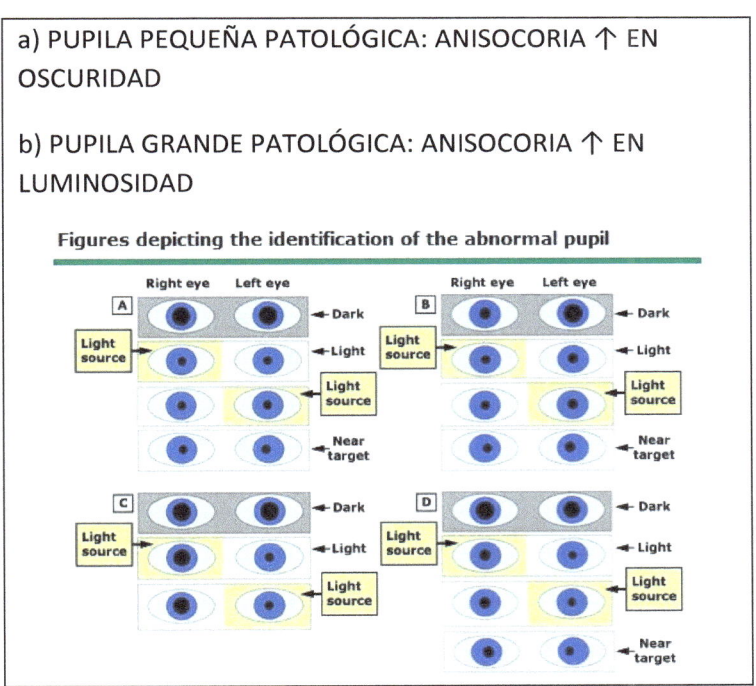

A= Pupilas normales, reacción pupilar normal, simétrica. B= La pupila pequeña es la patológica, no se dilata en oscuridad, la anisocoria es mayor en oscuridad. C= La pupila grande es la patológica, no se contrae en luminosidad, la anisocoria es mayor en condiciones de luz.
D= Anisocoria fisiológica.

> Posibles etiologías de la anisocoria.

- A) Anisocoria fisiológica: el 20 % de la población normal la tiene. Normalmente la anisocoria en estos casos tiene una diferencia menor de 0.4 mm. No hay retraso en la dilatación. Es persistente y de mismas características tanto en condiciones de luminosidad como de oscuridad.

- B) Alteraciones estructurales del iris.

Conducen a tener anisocoria y formas pupilares anormales.

1. Glaucoma de ángulo cerrado: Se presenta de forma abrupta y cursa con dolor, enrojecimiento, déficit visual, percepción de halos alrededor de las luces, midriasis, hipertensión ocular, náuseas y vómitos. Constituye una emergencia médica.
2. Midriasis por cirugía traumática.
3. Síndrome congénito de Axenfeld-Rieger: término genérico que designa enfermedades genéticas solapadas, donde la afectación más importante es la disgenesia del segmento anterior del ojo.

Otras alteraciones congénitas: Aniridia, Iris coloboma.
Otras alteraciones adquiridas: Inflamatorias (Iritis, Iridociclitis); Vasculares; Neoplásicas...

Síndrome de Horner

CLÍNICA
- Miosis
- Ptosis minor
- Pseudoenoftalmos
- Anhidrosis unilateral (Si lesión preganglónica)

CLASIFICACIÓN
- 1er orden: Central; Sínd.Wallenberg ↑; Siringomielia
- \>\>2º orden: Preganglionar; Sínd.Pancoast
- \>\>3er orden: Posganglionar; Disec. carotídea, Cefalea Horton, Tumor nasofaríngeo

DIAGNÓSTICO
- Clínica
- Exploración en la oscuridad
- Test Apraclonidina (0.5 a 1 %)= Reversión de la anisocoria

C) Síndrome de Horner. CUANDO LA PUPILA PEQUEÑA ES LA PATOLÓGICA.

Sympathetic pathway for pupillary innervation

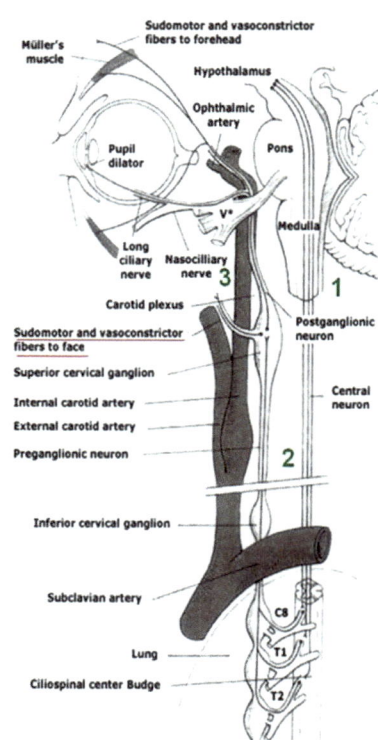

Antes el test más usado era con cocaína pero ahora el test de **Apraclonidina (0.5-1%)**(simpaticomimético) es el más frecuente. **No es efectivo en la anisocoria fisiológica; pero en caso de un síndrome de Horner; revierte esta anisocoria.**

Test con **Hidroxianfetamina (1%)**: Diferencia entre lesiones pre-post ganglionar.

La no respuesta indica lesión posganglionar del Sínd. de Horner.

Mecanismo: Promueve la **liberación de norepinefrina en las terminales axónicas posganglionares** en la **unión neuromuscular del músculo dilatador del iris**; por lo que si estas células y sus terminales están intactas; la dilatación se efectúa; de no ser así, no.

Pupila tónica de Adie

CLÍNICA
- Fase aguda: Midriasis unilateral con respuesta pobre reactiva a la luz
- Fase crónica:
  - **Disociación cerca-luz***
  - Respuesta tónica
  - **Hipersensibilidad a la denervación***

ETIOLOGÍA
Lesión a nivel del ganglio ciliar o de los n. ciliares cortos = Reinervación aberrante

DIAGNÓSTICO
- Clínica
- Exploración en condiciones de luminosidad
- Test Pilocarpina (0.1 %) = **Hipersensibilidad a la denervación***

D) 1. PUPILA TÓNICA DE ADIE. CUANDO LA PUPILA GRANDE ES LA PATOLÓGICA.

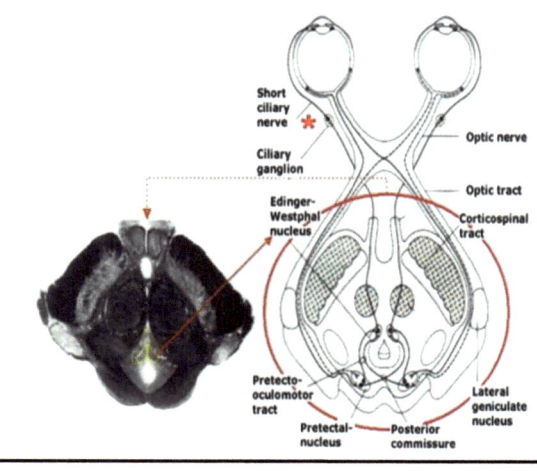

Inciso: Diagnóstico diferencial del fenómeno Disociación Cerca-Luz:
Abolición de la reacción pupilar fotomotora, conservándose el reflejo a la visión próxima

Disociación Cerca-Luz

CAUSAS

- Enfermedad de la vía visual aferente anterior bilateral
- Lesiones del Mesencéfalo Dorsal: Síndrome de Parinaud
- Pupila Argyll Robertson (Neurolúes)
- Neuropatía autonómica diabética
- Pupilas tónicas (Enfermedad intraocular/intraorbitaria, Enfermedades sistémicas neuropáticas, Pupila tónica de Adie)
- Regeneración aberrante del III par

D) 2. OTRAS CAUSAS DE ANISOCORIA CUANDO LA PUPILA GRANDE ES LA PATOLÓGICA.

D.2.1 Secundaria a fármacos. Pista: No revierte con pilocarpina.

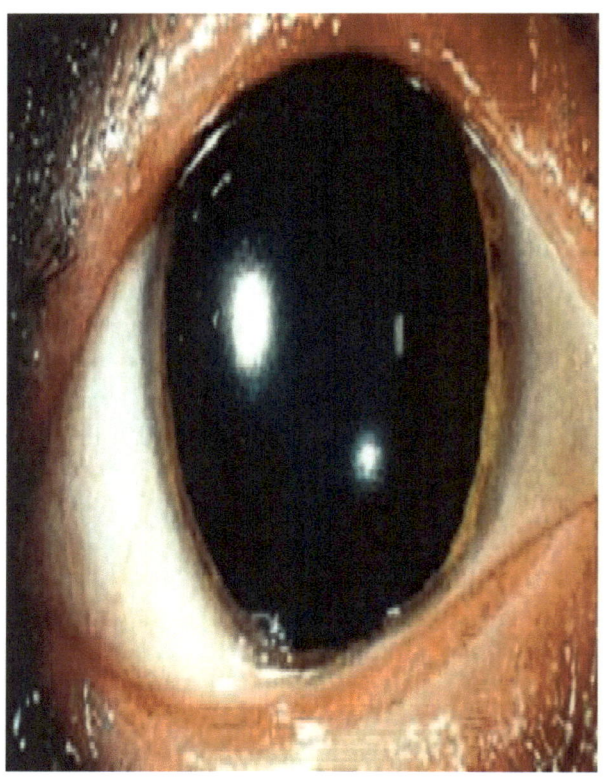

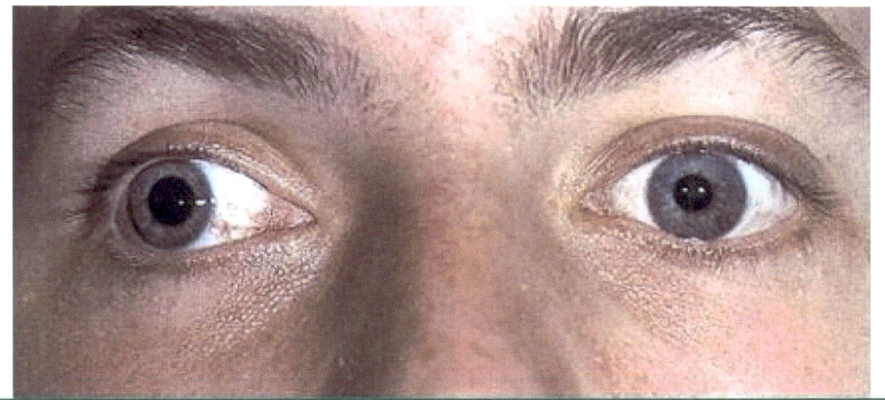

Right mydriasis in a patient with a right third nerve palsy secondary to a posterior communicating aneurysm. The patient also had a mild ptosis and complained of diplopia with reduced adduction, elevation, and depression of the right eye. Abduction and intorsion were normal in the right eye.

D.2.2 Parálisis III par.

RESUMEN ANOMALÍAS PUPILARES

	Reposo	Fotomotor directo	Fotomotor consensual	Acomodación
Lesión del nervio óptico	Normal	Abolido	Normal	Normal
Lesión del III par	Midriasis	Abolido	Abolido	Abolido
Argyll Robertson	Miosis irregular	Abolido	Abolido	Normal
Adie	Midriasis ligera	Muy lento o abolido	Muy lento o abolido	Normal (tónica) Recuperación lenta
Horner	Miosis	Normal	Normal	Normal

➢ TRASTORNOS PUPILARES EN EL COMA

Pupilas	Topografía lesional
Miosis intermedia bilateral reactiva	Diencéfalo
Intermedias irregulares arreactivas a la luz	Mesencéfalo
Miosis intensa (en puntas de alfiler) reactivas a la luz	Protuberancia
Midriasis bilateral arreactiva a la luz	Tras una parada cardiorrespiratoria por los fárcamacos administrados durante la reanimación o por la anoxia
Intermedias arreactivas	Muerte

➤ Algoritmo diagnóstico del paciente con anisocoria.

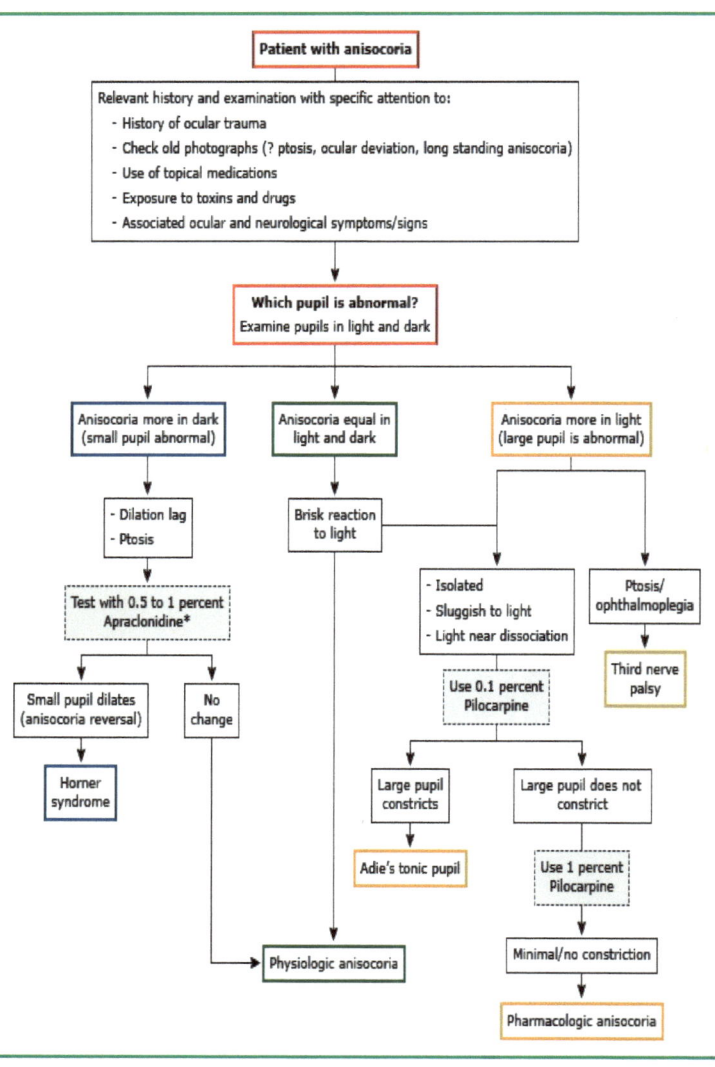

➢ Conclusiones.

✓ La anisocoria es debida bien a una alteración del SNS o del SNPS.

✓ A la exploración neurológica pupilar hay que prestar atención al tamaño y a la forma de las pupilas, a la simetría o a la asimetría en condiciones de luminosidad o de oscuridad así como a los reflejos fotomotor y acomodativo.

✓ Para detectar la pupila patológica hay que saber que:
  - Cuando la anisocoria es mayor en la oscuridad la pupila pequeña es la patológica y eso significa alteración de la vía simpática.
  - Cuando la anisocoria es mayor en la luz la pupila grande es la patológica y eso significa alteración de la vía parasimpática.

✓ Alteración de la vía simpática: Síndrome de Horner.
✓ Alteración de la vía parasimpática: Causas traumatológicas, farmacológicas, Pupila tónica (de Adie), y parálisis del III par.

➢ Bibliografía.

Neurología 5ª Edición. Juan José Zarranz Imirizaldu.

Neurología Clínic 5ª Edición. Walter G. Bradley.

UpToDate:

- Approach to the patient with anisocoria
- Horner Syndrome

www.ingramcontent.com/pod-product-compliance
Lightning Source LLC
Chambersburg PA
CBHW040350220526
45473CB00009B/2838